STUDIOS
TALMA

De la même auteure :

– *Vaincre le Covid-19 et autres virus par la médecine traditionnelle chinoise*, Talma Studios, 2020
– *La Santé par la médecine traditionnelle chinoise*, éd. Louise Courteau, 2020
– *Vaincre le covid long par la médecine traditionnelle chinoise*, Talma Studios, 2022

ISBN : 978-1-913191-35-1
Image de couverture : © Chernishev Maksim | Dreamstime.com

Talma Studios International Ltd.
Clifton House, Fitzwilliam St Lower
Dublin 2 – Ireland
www.talmastudios.com
info@talmastudios.com

Angelina Jingrui Cai

APAISER LES DOULEURS
DU CYCLE FÉMININ

LES BIENFAITS DE LA MÉDECINE
TRADITIONNELLE CHINOISE

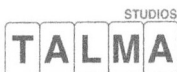

STUDIOS
TALMA

Introduction

La douleur (痛症, Tong Zheng) est un concept que, malheureusement, nous connaissons tous. Chacun a déjà eu mal à la tête, à l'estomac, au dos, au ventre, etc. Dans la vie d'une femme, la douleur est souvent associée à l'enfantement, mais aussi, et plus régulièrement, aux douleurs menstruelles, qui affectent de multiples femmes. Ainsi, certaines d'entre elles subissent des douleurs plus ou moins intenses depuis l'arrivée de leurs premières règles jusqu'à la ménopause, c'est-à-dire la majeure partie de leur vie.

Dans mon cabinet, je rencontre donc fréquemment des patientes à ce sujet, qu'elles soient jeunes ou plus âgées. Lorsque je leur demande d'évaluer cette douleur sur une échelle de 1 à 10, elles me répondent souvent au-delà de 5, 6, voire 9, et même 10. Je pense qu'aucun homme ne peut imaginer le poids de cette douleur qui, chroniquement, empêche de travailler, de sortir, de se promener, d'exercer un sport, et même de faire… le ménage. De plus, elles s'accompagnent chez de nombreuses femmes de vomissements, vertiges, maux de tête, douleurs au bas du dos et dans les jambes… Elles sont souvent décuplées lors de la grossesse et, bien sûr, plus intenses encore lors de l'accouchement.

En médecine traditionnelle chinoise (MTC), nous nous efforçons de traiter le problème dans son ensemble et utilisons des recettes naturelles et d'autres techniques pour apaiser durablement les douleurs. En voici quelques-unes, qui peuvent être appliquées directement par toutes celles qui en ont besoin, afin de vivre plus sereinement pendant cette période si particulière.[1] C'est l'objectif de ce livre.

Angelina Cai

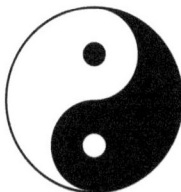

Le symbole du *Yin* (阴)
et du *Yang* (阳)

---

1. Quelques-unes des techniques ou recettes citées dans ces pages ne peuvent être pratiquées que par des professionnels de la médecine chinoise. Je les signale néanmoins, afin que vous sachiez que ces solutions puissantes existent aussi.

Concepts de base à connaître

Le *Yin* (阴) et le *Yang* (阳) : selon la tradition chinoise, l'équilibre est toujours en mouvement entre les deux forces opposées complémentaires et indissociables que sont le Yin et le Yang. Le Yin, de couleur sombre, représente le féminin, la Lune, la nuit, le froid, l'obscurité, le mouvement descendant..., tandis que le Yang, de couleur gaie, symbolise le masculin, le Soleil, la lumière, la chaleur, l'action, l'élan, le mouvement ascendant... Cette notion est notamment utilisée en médecine traditionnelle chinoise pour établir les diagnostics et les traitements.

Le *Qi* (气) est l'énergie qui circule dans le corps, symbolisant la vitalité. Imaginons de l'eau pure dans une conduite : le Qi est l'énergie qui la fait couler du robinet, les artères et les veines correspondant alors à la « tuyauterie ». Le Qi n'est pas le souffle ou la respiration.

Les *méridiens* (经络) : la médecine traditionnelle chinoise identifie des « canaux » sur le corps humain par lesquels circule le Qi. Appelés « méridiens », douze d'entre eux sont reliés à un organe dont ils portent le nom : le méridien du cœur, le méridien des poumons, le méridien des reins, etc. Des blocages sur ces méridiens sont synonymes de maladies et/ou de douleurs.

Les *points d'acupuncture* (穴位) : il existe des centaines de points sur ces méridiens. Agir sur eux par différentes techniques (acupuncture, acupression, digipuncture, moxibustion...) permet d'apporter les soins nécessaires en fonction des situations. Sont présentés dans ce livre ceux à utiliser en cas de douleurs dues au cycle ou à l'endométriose, afin de vous aider à les localiser. Vous pouvez aussi vous appuyer sur des sites de MTC, surtout au début.

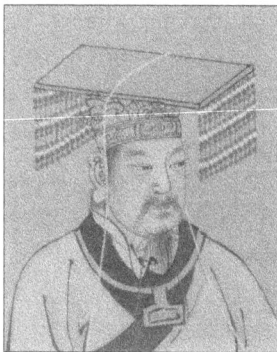

L'Empereur Jaune

De la douleur au diagnostic

En médecine traditionnelle chinoise, les symptômes de douleur liés aux règles sont appelés 癥瘕 (Zhēng Jiǎ). Le mot 癥 (Zheng) signifie « dur et inamovible, avec des douleurs fixes », et 瘕 (Jiǎ) « qui peut être déplacée en poussant, la douleur n'est pas fixe ».

Ainsi, l'expression 癥瘕 (Zhēng Jiǎ) indique que les femmes se trouvent dans une situation de blocage de la circulation du sang dans l'utérus, accompagné de douleurs, de gonflements, d'alourdissements ou de saignements. Spécifiquement, 癥 (Zheng) est lié à la circulation du sang, et 瘕 (Jiǎ) à la circulation du Qi. Pour rappel, le Qi (气) correspond à l'énergie. Le sang et le Qi étant des partenaires indivisibles, c'est pourquoi les douleurs menstruelles sont classées en 癥瘕 (Zheng Jiǎ).

L'un des piliers fondamentaux de la médecine traditionnelle chinoise est de traiter cas par cas, même lorsque les patient(e)s présentent des symptômes identiques. En effet, la bible de tout médecin est le *Huangdi Nei Jing* (黄帝内经), attribué au mythique Empereur Jaune (il vécut au IIIe millénaire avant J.-C.), qui précise les conditions d'exercice suivantes :

– 因地制宜 adaptation aux conditions locales ;
– 因时制宜 adaptation aux conditions du moment ;
– 因人制宜 adaptation à la personne.

Enfin, il est recommandé de réaliser un diagnostic avant d'accéder au traitement, afin de déterminer, entre autres, l'état d'équilibre de l'énergie du sang et du Qi, qu'il s'agisse de faiblesse d'énergie ou de stagnation. Il convient d'utiliser les huit principes de diagnostic Ba Gang Bian Zheng (八纲辩证), un système développé par nos ancêtres à partir des huit origines de symptômes qu'ils identifièrent en quatre paires de quatre comme suit :

– 阴 : yin
– 表, biǎo : extérieur
– 寒, hán : froid
– 虚, xū : déficience

– 阳 : yang
– 里, lǐ : interne
– 热, rè : chaleur
– 实, shí : excès.

Une même maladie peut correspondre à plusieurs de ces origines de symptômes. Il y a quatre étapes importantes pour les déterminer : l'inspection, l'écoute, l'enquête et la prise du pouls, ou plutôt « des pouls », car il y en a plusieurs en médecine traditionnelle. Sont également utilisés pour le diagnostic l'état de la langue[2] et des yeux, la nuance de la peau, l'alimentation, le sommeil, les urines, les selles, etc.

---

2. Pour plus de précisions sur l'importance de l'état de la langue, se reporter à *Vaincre le Covid-19 et autres virus*.

L'endométriose

D'après l'OMS, « cette maladie chronique est associée à des douleurs aiguës et perturbantes au moment des règles, pendant les rapports sexuels et au moment de déféquer et/ou d'uriner, à des douleurs pelviennes chroniques, des ballonnements, des nausées et de la fatigue, et parfois à une dépression, de l'angoisse et une infertilité. Il n'existe actuellement pas de remède contre l'endométriose ; tout traitement vise généralement à en soulager les symptômes ».[3]

Pourtant, cette maladie inflammatoire et chronique de l'appareil génital touche une femme sur dix en France.

La médecine traditionnelle chinoise établit ainsi l'origine de l'endométriose : il s'agit du sang qui s'est éloigné de sa voie de circulation, et se transforme en stase qui bloque l'utérus et le col de l'utérus. Il existe également différents facteurs étiologiques,[4] tels que la carence, le froid, le flegme, l'humidité, la chaleur, ainsi que l'inflammation. Chacun doit être pris en considération au moment du diagnostic.

---

3. *Endométriose*, OMS, 24 mars 2023.
4. NdÉ : En médecine, l'étiologie est l'étude des causes et des facteurs d'une maladie.

Premiers points d'acupuncture

Ba Liao 八髎 (V31-34)

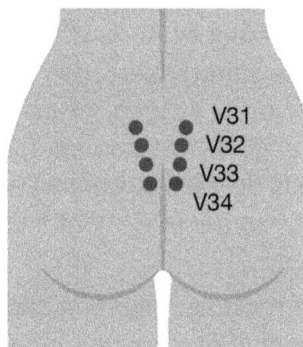

V31
V32
V33
V34

He Gu 合谷 (GI4)

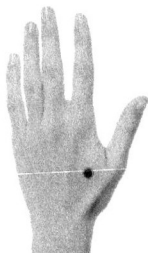

Nei Guan 内关 (PC6 ou MC6)

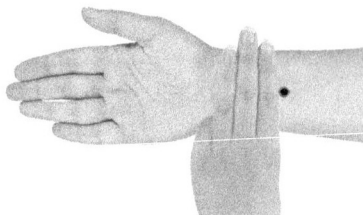

San Yin Jiao 三阴交 triple énergie yin (Rt6)

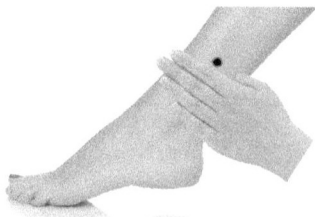

Exemples choisis

Jusqu'à aujourd'hui, au-delà d'une centaine de femmes sont venues me consulter pour des douleurs menstruelles et/ou de l'endométriose. Voici quelques cas illustrant des situations différentes.

Ma jeune patiente
Je me souviens d'Émilie, alors âgée de 13 ans. Accompagnée de sa mère, elle arrive avec des larmes sur ses petites joues. Elle a ses règles depuis un an, qui la font toujours souffrir, avec des douleurs aiguës au ventre, des nausées et des vomissements. Il lui est alors impossible de se rendre à l'école ou de faire du sport, elle reste souvent couchée, sans manger, et se met à pleurer et à hurler de douleur. Les antidouleurs ont perdu leur effet, et elle est devenue traumatisée, au point de faire des cauchemars avant l'arrivée de ses règles.

En l'interrogeant, je remarque qu'elle adore boire des sodas et des boissons fraîches, et elle raffole de la glace, qu'elle consomme même pendant ses règles. Sa mère m'explique alors que c'est pour l'aider à se soulager. Je lui demande si c'est efficace, elle me répond qu'au moment de la consommation, elle ressent une légère sensation de soulagement, mais la douleur aiguë avec les ballonnements au ventre redoublent tout de suite après. Je lui demande pour quelle raison continue-t-elle d'en prendre, elle me dit qu'elle n'a pas d'autre solution.

Vu son état de souffrance, je lui prépare aussitôt une tasse d'eau chaude avec deux cuillères à soupe de sucre roux corsé et cinq tranches de gingembre. L'infusion au gingembre de la famille Cai[5] serait encore plus efficace, mais je dois m'adapter à ce dont je dispose alors. Elle cesse de pleurer juste après avoir bu cette infusion et indique que la douleur a disparu. Cependant, la sensation d'alourdissement au bas du ventre persiste. Je lui demande de s'allonger sur le ventre, en installant une boîte de moxibustion (cf. ci-dessous) sur son dos, au niveau des points Ba Liao 八髎 (V31 à V34), puis je lui masse délicatement les deux points He Gu 合谷 (GI4) et Nei Guan 内关 (PC6 ou MC6) pour soulager la douleur. En moins d'une minute, elle me confirme que la sensation d'alourdissement a disparu. Je lui demande si un caillot de sang est descendu, elle me confirme que, effectivement, un gros caillot a été évacué. Après la séance, elle retrouve le sourire.

Selon le *Huangdi Nei Jing* (黄帝内经), si l'on ressent de la douleur, c'est qu'il y a un blocage, donc si la

---

5. Angelina descend d'une lignée de médecins traditionnels chinois. Cette recette est détaillée ci-dessous.

voie des méridiens est fluide, il n'y a pas de douleur (通則不痛, 通則不痛). C'est ce principe que j'ai essayé de suivre avec Émilie.

Après le diagnostic, je lui explique que l'état d'énergie de son corps est clairement déséquilibré, car elle présente des blocages au niveau de la circulation du méridien du foie, et le méridien de la rate est en carence d'énergie Yang, du fait de la consommation quotidienne d'une alimentation froide, qui ne contribue pas à maintenir une bonne température du corps, normalement à 37°, alors que c'est essentiel pour notre santé. Malheureusement, de nos jours, de moins en moins de personnes y parviennent, et nous sommes souvent entre 36 et 36,5°, à cause de notre éloignement du soleil et de la nature, et, surtout, de nos conditions de vie, avec l'utilisation des réfrigérateurs, des congélateurs, des ventilateurs, des climatiseurs... Or, consommer des aliments dont la température est inférieure à celle du corps décharge l'énergie Yang, alourdit les fonctions des organes et, sur le long terme, l'énergie générale s'en trouve déséquilibrée. Par conséquent, les produits en dessous de la température normale du corps sont déconseillés pour elle (et de façon générale), particulièrement les glaces.

Dans la vie quotidienne, pendant les règles et en cas de douleur, il est important de boire de l'eau tiède plutôt que froide. Pour une enfant née en France, comme pour tous nos amis français, il est souvent difficile d'accepter de boire de l'eau tiède, mais elle me promet d'en boire régulièrement et de ne plus prendre d'aliments froids, y compris de la glace. Sa mère reste bouche bée, impressionnée par la réaction de sa fille.

Au final, voici mes conseils :

1) Pendant ses règles, elle boira de l'infusion de gingembre selon la recette de ma famille (cf. partie suivante).

2) Un bain de pied tous les soirs pendant trois mois, avec les caractéristiques suivantes : la température de l'eau se situe entre 40 et 50°, à prendre pendant trente minutes. L'eau doit couvrir au minimum les chevilles, donc les points de San Yin Jiao (三阴交 ; signification : triple énergie yin), qui est également un point d'acupuncture d'intersection des trois méridiens du Yin, soit de la rate, des reins et du foie. Cela permet de renforcer l'énergie du Yin, en favorisant la circulation du Qi et du sang – d'ailleurs, je recommande de masser régulièrement, c'est-à-dire dès qu'on le souhaite, y compris hors période menstruelle, chaque point pendant une à trois minutes, pour non seulement chasser la nervosité, mais aussi garder sa jeunesse en produisant un effet d'embellissement.

Pour augmenter l'efficacité du bain de pied, il faut ajouter vingt tranches de gingembre, car ses propriétés permettent de se détendre, de contribuer à chasser la douleur, sont aussi anti-inflammatoires et renforcent l'énergie Yang des reins, car les douleurs menstruelles signifient un déséquilibre de l'énergie des reins.

Après les trois mois, je lui conseille de prolonger cette pratique au moins une fois par semaine, afin de continuer de stimuler l'énergie des reins, car la consommation d'aliments froids affaiblit son énergie Yang du corps.[6]

Pendant le cycle, je recommande la pratique du bain de pied avec gingembre tous les soirs, sauf en cas de saignements abondants, de tension dépassant 150/90, ou de pieds abîmés. Il contribue aussi à réduire migraines et douleurs à la tête en toute période, y compris pour les hommes.

3) Elle doit continuer la moxibustion à la maison sur les points Ming Men 命门 (DM4 ou VG4), Guan Yuan 关元 (Ren4 ou VC4), Qi Hai 气海 (Ren6 ou VC6), Zu San Li 足三里 (E36) et San Yin Jiao 三阴交 (Rt6), au moins une fois par jour pendant un mois (cf. ci-dessous).

_____

6. Je précise « énergie Yang du corps », car les organes, entre autres, ont aussi une énergie Yin-Yang.

Je lui donne rendez-vous un mois après pour revoir son état. Le résultat est positif : elle n'a plus de douleur menstruelle, les symptômes ont disparu, et je constate qu'elle a très bonne mine. Cependant, je lui recommande de continuer à boire l'infusion de la famille Cai pendant ses règles. Cela fait plus d'un an qu'elle n'a plus besoin de me consulter.

Ming Men 命门
DM4 ou VG4

Guan Yuan 关元
Ren4 ou VC4

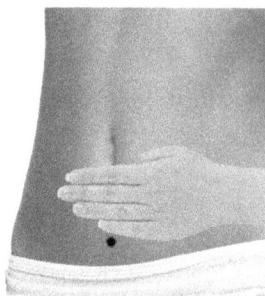
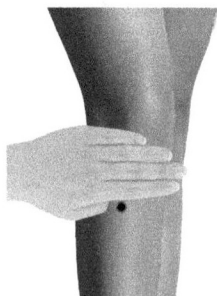

Zu San Li 足三里
E36

Qi Hai 气海
Ren6 ou VC6

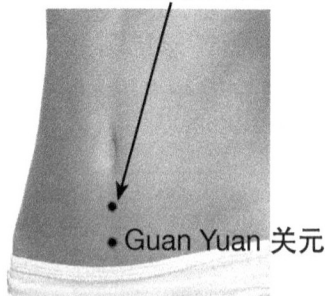
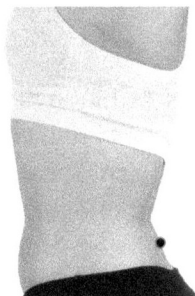

Guan Yuan 关元

Prendre soin de son méridien du foie

C'est d'autant plus important, particulièrement pour la santé des femmes, qu'il est aussi en relation avec les seins et l'utérus. Lorsque la circulation de ce méridien est bloquée, cela contribue notamment aux douleurs menstruelles, aux problèmes dans les seins, l'utérus, et pas seulement au moment du cycle. Ainsi, j'ai reçu plusieurs mamans ne pouvant allaiter faute de lait, du fait de blocages de la circulation du méridien du foie. En les débloquant avec les techniques de la médecine traditionnelle chinoise, l'effet est quasiment immédiat.

Il est donc indispensable de prendre soin de ce méridien, alors voici quelques règles d'or à appliquer, malgré les contraintes de la vie moderne :

– les yeux sont l'organe extérieur du foie. Il faut donc les reposer, au minimum toutes les deux heures, en sortant, en regardant les arbres et les plantes de loin, en les fermant, en les massant au moins deux minutes après s'être frotté les paumes des mains pour les réchauffer…

– essayer de dormir avant 23 heures, afin d'assurer le meilleur fonctionnement du méridien de la vésicule biliaire, juste avant celui du foie, pour mieux le détoxifier ;[7]

---

7. Pour plus de précisions, se reporter à *La Santé par la médecine traditionnelle chinoise*, à partir de la p. 7 (« Les circulations des douze heures »).

– consommer de l'alcool avec modération et ne surtout pas s'endormir ivre, car le foie est alors noyé dans l'alcool et peut se retrouver en dysfonctionnement, avec des conséquences aussi sur les douleurs menstruelles ;

– essayer de gérer ses émotions, notamment la colère, car elle bloque la circulation du méridien du foie. Pleurer permet de libérer et purifier cette voie. D'ailleurs, la MTC explique la longévité supérieure des femmes par rapport aux hommes entre autres par le fait que pleurer est une voie de purification, tout comme le cycle féminin. Il est donc important d'en assurer le meilleur fonctionnement. Pour mieux contenir sa colère, en plus des pleurs, il existe deux options supplémentaires : masser le point Tai Chong 太冲穴 (F3), et/ou prendre un bain de pied avec des tranches de gingembre, car il diminue la nervosité et le stress.

Il n'est jamais trop tard pour être soulagée
Née en 1980, Christine vient me voir en juin 2021 avec des symptômes d'endométriose : douleurs menstruelles, sensation d'étouffement au niveau de la poitrine et difficulté à respirer, grosse fatigue, etc. De plus, des polypes se sont développés dans son utérus à partir d'octobre 2018. Les saignements pendant son cycle sont très abondants et accom-

pagnés de caillots. La douleur est devenue de plus en plus insupportable, au point qu'elle s'est évanouie à deux reprises chez elle.

Je lui pose des ventouses sur les points Shu du dos 背俞穴, c'est-à-dire Ge Shu 膈俞 (V17) et Gan Shu 肝俞 (V18), puis pratique la moxibustion sur les points Pi Gen 痞根 (EM25), Ba Liao 八髎 (V31 à V34), Guan Yuan 关元 (Ren4 ou VC4), Qi Hai 气海 (Ren6 ou VC6), Zu San Li 足三里 (E36), San Yin Jiao 三阴交 (Rt6) et Yong Quan 涌泉 (R1), afin de fortifier l'énergie des reins.

Je lui propose également de prendre la fameuse décoction de Shao Fu Zhu Yu Tan 少腹逐瘀汤 (cf. ci-dessous).

Quelque temps plus tard, Christine repasse à mon cabinet pour le suivi. Petit à petit, sa douleur et les autres symptômes ont diminué, puis ont totalement disparu vers novembre 2021, c'est-à-dire en moins de cinq mois. Je lui recommande d'effectuer une échographie : le résultat montre que les polypes ont totalement disparu, au point que son gynécologue en est stupéfait. De plus, elle a constaté que son problème d'endométriose s'est également beaucoup amélioré.

Elle a expliqué à son gynécologue que c'était grâce à la médecine traditionnelle chinoise. Il lui recommande vivement de continuer le traitement avec moi, ce qui prouve que nos pratiques, aussi différentes soient-elles, peuvent être complémentaires.

En janvier 2022, elle m'annonce être guérie de son endométriose et se sentir en pleine forme, le corps rempli d'énergie chaque jour. Mission accomplie.

Points Shu du dos 背俞穴

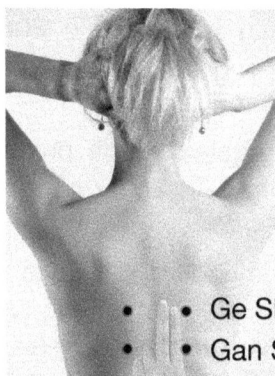

Ge Shu 膈俞 (V17)
Gan Shu 肝俞 (V18)

Tai Chong
太冲穴 (F3)

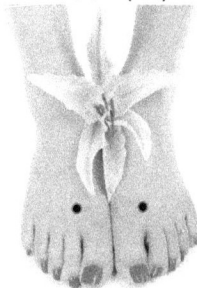

Pi Gen
痞根 (EM25)

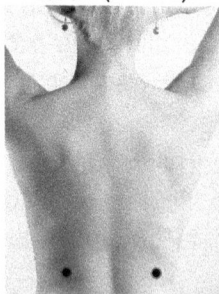

Yong Quan
涌泉 (R1)

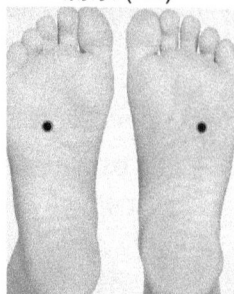

Attention aux décoctions !

L'infusion (热饮) se prépare avec de l'eau bouillante, tandis que la décoction (汤剂) est une concentration de plantes cuites dans l'eau pendant quarante minutes au minimum, parfois jusqu'à quatre heures, selon la recette. L'avantage de la décoction est qu'elle permet de travailler au plus profond des organes grâce à la « collaboration » des plantes, qui produit alors les propriétés requises en fonction de la situation du patient.

Elle est donc plus puissante qu'une infusion et permet de traiter les cas les plus sérieux, notamment pour les maladies chroniques, dont les troubles menstruels. Elle ne doit toutefois être prise que sur les conseils d'un spécialiste, car elle peut produire des effets secondaires sérieux. Par exemple, une décoction efficace pour débarrasser la rate de la rétention d'eau peut abîmer les reins. Il faut donc les réparer ensuite, c'est pourquoi je préfère traiter d'abord par l'alimentation et les infusions. De toute façon, je ne les préconise jamais au-delà d'un cycle de sept jours, ce qui est suffisant pour mesurer leur efficacité. Cela permet aussi de réparer les autres organes affectés par une décoction sans attendre plus longtemps, ce qui pourrait les dégrader en profondeur.

Par conséquent, je me contenterai de donner les ingrédients des décoctions, mais ni leur dosage, ni les détails de la préparation. En revanche, les infusions ne présentent pas les mêmes risques et peuvent être préparées par chaque lectrice (et lecteur).

Relevée dans la rue
Un samedi matin de novembre 2022, tandis que je traverse un square, j'entends un soufflement lourd, accompagné d'une petite voix féminine : « Aïe, aïe ! » Je m'approche. Les cheveux bruns, elle est roulée en boule sur un banc, les mains pressant fortement son ventre, le visage pale, les lèvres presque noires. Sur le front, je remarque une légère transpiration, mais froide.

Ma première réaction est de lui demander s'il s'agit d'une intoxication alimentaire. Sa réponse : « Non, ce sont des douleurs menstruelles. » Je lui demande alors si elle souhaite que j'appelle les pompiers, mais elle me dit que ce n'est pas la peine, car elle vient de quitter hôpital. Je sors ma bouteille isotherme de mon véhicule (j'ai l'habitude d'avoir une bouteille d'eau chaude), je lui sers un verre et, après l'avoir bu, elle me confie se sentir déjà un peu mieux. Je lui demande de s'allonger totalement sur le banc, puis je tiens ses deux mains avec mes deux pouces, en exerçant une pression sur les points He

Gu 合谷穴 (GI4), sur le méridien du gros intestin. Je maintiens la pression pendant presque une minute. Tout de suite après, son visage et ses lèvres reprennent de la couleur, elle pousse un grand soupir, puis se remet en position assise. Avec le sourire, elle me remercie : « Merci du fond du cœur, je me sens beaucoup mieux, chère Madame. Vous êtes une magicienne ? C'est merveilleux, ce que vous avez fait pour moi. Waouh ! Voilà des années que je ne me suis pas sentie aussi bien pendant mes règles. »

Elle se met debout, je la retiens : « Attendez, chère Madame, ce n'est pas fini. Il me reste encore un point à faire, et vous aller le constater, vous irez encore mieux. » Je lui propose de se remettre en position assise et d'enlever ses chaussures et ses chaussettes, malgré le froid. Je mets mes pouces sur les deux points Tai Chong 太冲穴 (F3), sur le méridien du foie, puis j'exerce une pression pendant également une minute – il s'agit donc d'une séance de digitopuncture, c'est-à-dire appuyer avec les doigts.

Lorsque je relâche, elle se lève, les larmes aux yeux, puis me serre dans ses bras : « C'est incroyable ! Je n'ai plus de douleur, je me sens légère comme une plume, c'est extraordinaire, quel bonheur, mille mercis ! »

Elle me demande ensuite mes coordonnées, puis viendra trois fois à mon cabinet pour que je lui apprenne les protocoles de la médecine traditionnelle chinoise propres à son état. Cela peut sembler étonnant, mais je préfère donner les conseils à pratiquer chez soi au lieu de venir régulièrement me rendre visite. Premièrement, la meilleure solution pour chasser les maladies quotidiennes est de pratiquer soi-même et, deuxièmement, cela coûte moins cher et fait perdre moins de temps qu'une séance. Et pourquoi attendre pour traiter les douleurs quand on peut les enlever soi-même ? Rappelons que la médecine traditionnelle chinoise est une médecine de la prévention et une philosophie de la vie, que chacun peut intégrer dans sa vie quotidienne.

Christine est désormais guérie et vit sans douleur liée à son cycle.

En conclusion de ces exemples, que l'on soit adolescente ou quadragénaire, il est toujours possible d'améliorer la situation, ainsi que le prouve les différents cas dont j'ai à m'occuper. En effet, des méthodes efficaces existent pour soulager les douleurs, voire les faire disparaître définitivement. Poursuivons la présentation de ce que peut apporter la médecine traditionnelle chinoise en matière de cycle douloureux.

Premières recettes

Une décoction extraordinaire

Sous la dynastie Qing (清朝), le Dr Wang Qing Ren (王清任) composa une décoction appelée « Shao Fu Zhu Yu » (少腹逐瘀汤). Elle est présentée dans le fameux livre médicinal 医林改错 (Yi Lin Gai Cuo),[8] utilisé avec grand succès par des générations de médecins traditionnels.

Voici ses ingrédients : graines de cumin grillés (炒小茴香), gingembre grillé (炒干姜), Yan Hu Suo (延胡索),[9] Mo Yao en poudre 研没药 (myrrhe), angélique de Chine (当归), racine d'angélique de Chine (官桂, Guan Gui), livèche de Szechuan (川芎, Chuan Xiong), racine de pivoine rouge (赤芍, Chi Shao), Pu Huang cru 生蒲黄, Wu ling Zhi (Jiu) 五灵脂.

Il est nécessaire d'adapter la recette à chaque personne. Ainsi, le spécialiste qui la prépare doit modifier les proportions et ajouter ou enlever certaines plantes pour assurer son efficacité.

---

8. *Yi Lin Gai Cuo* 醫林改錯 (*Corrections des erreurs dans les classiques de médecine*, Wang Qingren 王清任, 1830).
9. Certaines plantes de la pharmacopée chinoise n'ont pas d'équivalent en langue française, même si on peut se les procurer. Il est à noter que nous faisons très attention à la provenance des produits, car, par exemple, le plantin français ou chinois ne présentent pas les mêmes propriétés.

C'est ce que j'ai fait pour Christine, et comme elle était en carence de fer, j'ai ajouté de la racine de rehmannia (生地黄, Sheng Di Huang), ainsi que des graines de Wu Wei Zi 五味子 (*Schisandra chinensis* ou graine aux cinq saveurs) pour fortifier l'énergie des reins.

Deux infusions de la famille Cai
Cette infusion au gingembre pour soulager les douleurs est connue et réputée en chine, sauf que les résultats ne sont pas toujours satisfaisants. Alors, mon arrière-grand-père, également médecin traditionnel, l'a ajustée avec ses riches expériences, afin d'augmenter considérablement son efficacité, mais aussi diminuer les effets secondaires. Ainsi, il a recommandé de la préparer avec la peau du gingembre, car elle est de nature légèrement Yin, ce qui permet d'équilibrer en évitant de générer de la nervosité. Il a aussi proposé de ne pas faire bouillir pour ne pas faire fuir son énergie Yang par la vapeur, et d'avaler les morceaux de gingembre, en mixant, pour que se poursuive l'efficacité du gingembre dans l'organe, avec du sucre roux corsé, car il contient de l'énergie de sang et du Qi, avec sa nature légèrement tiède par rapport à du sucre roux traditionnel, qui est de nature tiède et chaude, et n'est pas autant équilibré entre l'énergie du sang et du Qi.

Il a également fixé la période de consommation à la matinée à jeun, afin d'obtenir un meilleur résultat dans le corps, surtout lorsque le soin est destiné directement à la rate et à l'estomac, car ce sont ces deux organes qui stimulent notre énergie après la naissance.

Notre famille utilise cette composition depuis plus d'un demi-siècle, avec des résultats parfois presque miraculeux. À partir de cette composition stricte, j'ai notamment traité des milliers de personnes ayant des faiblesses dans l'estomac, y compris moi-même.

Elle est à consommer :
– pendant les règles (le matin et avant midi) ;
– pendant un mois après l'accouchement ;
– en cas de douleurs ;
– en cas de ballonnements du ventre ;
– en cas de rhume ;
– en cas de vomissements ;
– en cas de diarrhée ;
– en cas de gastro-entérite ;
– etc.

Le gingembre

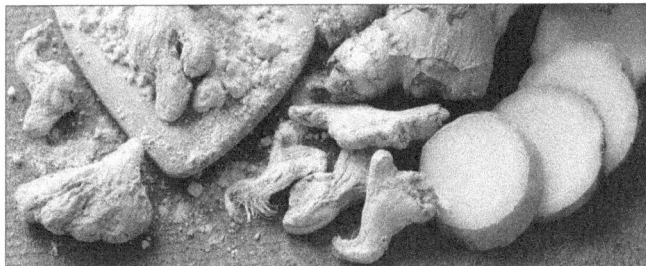

1) L'infusion de gingembre et sucre roux corsé (蔡氏红糖姜茶)

Coupez ou râpez le plus finement possible l'équivalent d'environ deux cuillères à soupe de gingembre (avec la peau). Conserver la peau est important, car elle est Yin, donc elle neutralise un peu l'énergie Yang du gingembre, qui rend nerveux, sans enlever l'efficacité, ainsi que mon arrière-grand-père l'a préconisé.

Ajoutez une cuillère à soupe de sucre brun foncé (红砂糖) ou sucre muscovado.

Versez 250 ml environ d'eau bouillante et laissez infuser pendant cinq minutes.

Buvez chaud (50 °C), en avalant les morceaux de gingembre.

Belle surprise : cette infusion permet de rendre plus belle et de retrouver sa silhouette sur le long terme, à condition de respecter la période de consommation (cf. ci-dessous).

Avant de proposer d'autres recettes, précisons que la MTC classe tous les aliments et ingrédients par nature en quatre catégories afin d'équilibrer l'énergie du corps : chaud (correspond à Yang) / tiède (peu Yang) / médium (équilibre Yin-Yang) / froid (Yin). En effet, consommer trop de produits Yang peut nous rendre nerveux, insomniaque, provoquer des maux de tête, les yeux rouges, etc. *A contrario*, consommer trop de produits Yin affaiblit l'estomac, provoque de la fatigue, des nausées, des vomissements, de l'indigestion... De plus, chaque aliment a des relations plus ou moins directes avec les organes en fonction de sa couleur, sa saveur, la saison, la partie consommée (peau, feuilles, racines...), etc.

Le gingembre (姜)

Nature : chaude.
Relation avec les organes : rate, estomac, poumons.
Depuis fort longtemps, il est consommé pour soulager différents maux, tels que rhumatismes, nausées, rhume, maux de tête... et utilisé sous différentes formes : frais, en gélule, en poudre, en tisane ou en sirop.

La médecine traditionnelle chinoise proscrit sa consommation en dehors de la période allant du 20 mars au 10 septembre, c'est-à-dire du début du printemps à la fin de l'été. En effet, l'automne et l'hiver correspondent à des périodes de stockage d'énergie ; or, le gingembre la fait monter, alors qu'il faut la laisser descendre. Néanmoins, son usage est recommandé pendant l'automne et l'hiver en cas de rhume ou de grippe causés par le froid.

Il est efficace également pendant le cycle et au moins jusqu'à un mois après l'accouchement. Ces situations et symptômes correspondent à un état extrêmement Yin du corps, donc le gingembre est à utiliser quelle que soit la saison, et à tout moment, y compris le soir, même s'il est déconseillé en période normale d'en consommer après midi, car il déséquilibre l'énergie Yang.

De manière générale, les aliments Yang sont à éviter à partir de l'après-midi, sinon il risque d'être difficile de trouver le sommeil, entre autres conséquences, ou alors, il faut les équilibrer avec des aliments Yin ; par exemple, manger du poisson cru le soir nécessite de l'accompagner avec du gingembre (même dans la journée, il est recommandé d'ajouter du gingembre et du wasabi, car il est trop Yin).

En revanche, la consommation d'aliments Yang est possible et même recommandée à tout moment en cas de déséquilibre marqué.

Contre-indications

Carence en énergie Yin, abcès au poumon, tuberculose, ulcère gastrique, inflammation biliaire ou des reins, diabète, hémorroïdes, troubles du sommeil (le gingembre peut rendre nerveux).

2) L'infusion de rose, d'aubépine et de jujube (玫瑰红枣山楂饮)

Il s'agit d'une autre infusion familiale, à boire quotidiennement, qui joue un rôle important pour aider, petit à petit, à sortir des douleurs menstruelles ou de l'endométriose, car elle favorise la circulation sanguine, élimine la stase sanguine, tonifie la rate, réduit le stress, produit un effet d'embellissement et brûle les graisses.

Ingrédients :
– 7 boutons de fleur de rose séchée ;
– 2 tranches d'aubépine séchée ;
– 1 jujube séché coupé en fines tranches (datte rouge chinoise).

Les faire infuser environ cinq minutes dans une tasse d'eau bouillante. À boire pendant ou après les repas. Il est recommandé de la consommer sept jours avant l'arrivée des règles, puis au moment des douleurs, puis à partir du cinquième jour de règles pendant encore une semaine. La cure est à suivre pendant trois mois.

À noter toutefois qu'au moment du cycle, il vaut mieux ne pas en consommer plus d'une fois par jour, du fait du caractère Yang du jujube (cf. p. 39).

La fleur de rose séchée (玫瑰 Meigui)

Nature : tiède
Relation avec les méridiens : le foie et la rate.
La rose est utilisée en pharmacopée chinoise et en cuisine, notamment pour la pâtisserie. Voici ses principales propriétés :
– favorise la circulation sanguine ;
– régularise l'énergie du Qi ;
– régule le cycle féminin ;
– stoppe les douleurs, en particulier menstruelles, la migraine, les maux de ventre, de dos ;
– réduit les vomissements ;
– élimine le stress, l'angoisse ;
– répare les blessures et favorise la cicatrisation ;
– renforce l'énergie de la rate ;
– tonifie le foie et aide à la digestion ;
– chasse la mauvaise haleine ;
– embellit et agit comme antivieillissement ;
– améliore les troubles endocriniens ;
– traite les ulcères ;
– apaise l'insomnie.

Contre-indications
Ne pas abuser de la fleur de rose séchée, afin d'éviter les effets secondaires sur le long terme, et à ne consommer que sur recommandation d'un spécialiste.

Ne pas oublier que si le corps a retrouvé son équilibre et que les douleurs ont disparu, il n'est plus indispensable de continuer à la consommer. De préférence, le laisser travailler à sa façon et à son rythme, ce qui est un principe de la médecine traditionnelle chinoise.

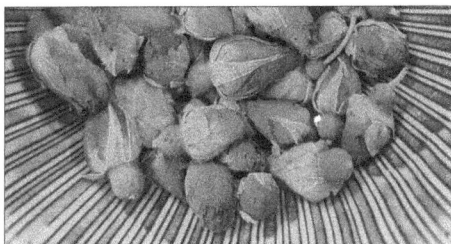

L'aubépine séchée (山楂 Shanzha)

Nature : tiède.
Relation avec les méridiens : la rate, l'estomac et le foie.

Principales propriétés
– prévention et traitement des maladies cardiovasculaires ;

– action bénéfique sur la circulation sanguine, en dissipant les stases sanguines, ce qui aide à traiter les problèmes causés par la stagnation du sang, tels que les douleurs menstruelles et les menstruations irrégulières ;

– favorise la digestion et la décomposition des graisses, ce qui contribue à soulager les inconforts gastriques et à améliorer la digestion des aliments gras ;

– aide à prévenir l'arthérosclérose ;

– soulage l'asthme et l'expectoration des mucosités ;

– diurétique favorisant l'élimination de l'excès d'eau.

Contre-indications

Compte tenu de sa saveur acide, avec son effet digestif, la surconsommation d'aubépine peut provoquer l'acidité de l'estomac, et ainsi affaiblir son énergie.

Comme elle augmente la circulation du sang avec un effet anticoagulant, elle est déconseillée aux femmes enceintes et en cas de saignement abondant pendant le cycle.

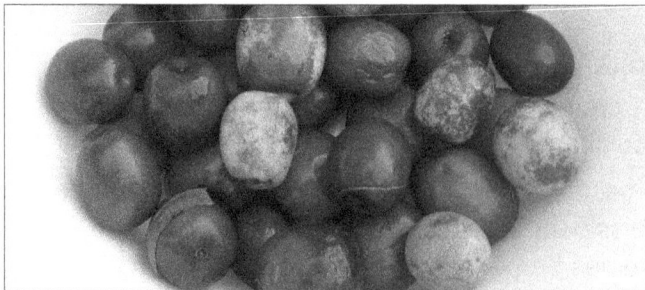

Le jujube ou datte rouge chinoise

Le jujube ou datte rouge chinoise
(红枣 Hongzao)

Nature : tiède.
Liens avec les méridiens : la rate et l'estomac.
Voici ses principales propriétés :
– renforce le système immunitaire ;
– protège le foie ;
– favorise la beauté et la jeunesse de la peau ;
– prévient les maladies cardiovasculaires ;
– a des propriétés anti-allergiques ;
– calme et apaise l'esprit ;
– tonifie la rate et fortifie l'estomac ;
– renforce l'énergie et nourrit le sang ;
– apaise l'esprit en nourrissant le sang ;
– atténue la nature des médicaments.

Bien qu'il y ait tellement de bienfaits, il est préférable de ne pas surconsommer le jujube, avec ses propriétés similaires aux baies de goji et au ginseng, car sa nature tiède peut provoquer une carence d'énergie Yin du corps, qui pourra nuire à la digestion, mais, surtout, stopper le saignement. Ainsi, en période menstruelle, il est recommandé de ne pas dépasser un jujube par jour.

Deux plantes miraculeuses

Il s'agit du 益母草 Yi Mu Cao et du 元胡 Yuan Hu.

益母草 Yi Mu Cao

Nature : légèrement froid.

Méridiens : le cœur, le foie et la vessie.

Propriétés principales : active la circulation sanguine, dissipe la stase sanguine et réduit les
gonflements. Il est généralement recommandé pour
les femmes souffrant d'irrégularités menstruelles,
de douleurs menstruelles et d'aménorrhée. En effet,
en renforçant la circulation du sang, cela contribue
à enlever les blocages.

Le Yi Mu Cao offre aussi un puissant effet de répara-
tion sur l'utérus. Il arrive qu'après l'accouchement,
des résidus placentaires restent dans l'utérus et il
en facilite l'évacuation. Il est souvent combiné avec
le Dang Gui 当归 (l'angélique chinoise) et le Chuan
Xiong 川芎 (la livèche de Szechuan), etc.

La médecine traditionnelle chinoise utilise également les propriétés de Yi Mu Cao en cas de maladie
cardiaque, lorsque le sang a tendance à être épais

et visqueux. La circulation sanguine est alors entravée, ce qui peut provoquer la diminution ou la nécrose des cellules cardiaques. L'utilisation du Yi Mu Cao peut aussi traiter efficacement l'angine de poitrine et améliorer le manque d'oxygénation des tissus du cœur (ischémie cardiaque).

Nous l'employons aussi pour ses propriétés diurétiques et de réduction des gonflements. En cas de dysfonctionnement rénal, l'utilisation du Yi Mu Cao peut restaurer le fonctionnement normal des fibres rénales, augmenter le flux sanguin et rétablir la fonction rénale normale.

Le Yi Mu Cao est efficace pour les personnes sujettes à des excès de chaleur, lorsqu'ils provoquent des maux de gorge ou des inflammations de la bouche. Il s'avère alors désintoxiquant. Outre la réduction de la chaleur interne, il a également un effet laxatif. Pour les personnes constipées en raison de la chaleur interne, une décoction de Yi Mu Cao peut régulor le système gastro-intestinal. Elle favorise également la santé mentale et physique. Ses vertus anti-âge et cosmétiques le rendent précieux pour les femmes, qui apprécient son goût sucré. Enfin, il peut prévenir le cancer et inhiber la croissance des cellules cancéreuses.

Effets secondaires : le Yi Mu Cao est une herbe médicinale, pas une plante aromatique, donc elle ne peut être prise sans l'avis d'un médecin traditionnel. En petite quantité, elle renforce l'effet thérapeutique ciblé, mais sa consommation excessive peut entraîner des effets inverses, voire toxiques, comme tout médicament, tels qu'excitation nerveuse, contraction cardiaque et, dans les cas les plus graves, arrêt cardiaque. Agissant directement sur le système nerveux central, la surconsommation se traduit par les signes suivants : faiblesse générale, sudation excessive, oppression thoracique...

De plus, compte tenu de ses propriétés pour activer la circulation sanguine et réguler les règles, il est déconseillé aux femmes enceintes.

Quand le consommer : il est généralement plus efficace lorsqu'il est pris une semaine avant le cycle, particulièrement pour les femmes ayant des règles peu abondantes. Il est alors possible d'améliorer le flux menstruel normal et de réguler le corps. Dès que des améliorations significatives sont observées, la consommation peut être arrêtée.

Le Yi Mu Cao est aussi une option pour traiter ou améliorer l'aménorrhée, qui peut apparaître en raison de problèmes héréditaires, psychologiques ou hormonaux.

Pour préparer une décoction de Yi Mu Cao, en faire bouillir 10 g dans trois bols d'eau, jusqu'à ce qu'il en reste le contenu d'un bol. En prendre un bol par jour le soir avant de dormir pendant une semaine. Pour obtenir un meilleur résultat, il est recommandé, lorsque c'est possible, de l'associer avec la circulation au méridien du foie, c'est-à-dire le consommer entre 1 heure et 3 heures du matin. Cette formule peut aider à stimuler la contraction de l'utérus, favoriser la circulation sanguine et permettre la reprise progressive des règles.

Avant de commencer un tel traitement, il est conseillé de consulter un médecin de médecine traditionnelle chinoise et de suivre ses recommandations.

Voici une recette de Yi Mu Cao (益母草) pour les règles douloureuses ou les cas d'endométriose.

Yi Mu Cao

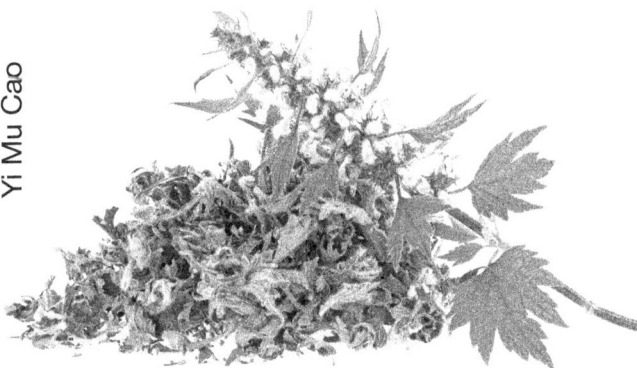

Œuf cuit au Yi Mu Cao 益母草煮鸡蛋

Faites cuire ensemble 20 g de Yi Mu Cao, 15 g de sucre roux et 5 fines tranches de gingembre dans une casserole avec une quantité appropriée d'eau. Faites cuire séparément un œuf, puis écaillez-le et ajoutez-le dans l'infusion, puis laissez cuire à feu doux pendant environ 30 minutes. Retirez les résidus d'herbes, mangez l'œuf et buvez le bouillon.

Il faudrait consommer un œuf matin et soir pendant 5 à 7 jours avant l'arrivée des règles, puis reprendre à partir du cinquième jour de règles, pendant 7 jours.

Consommez avant ou pendant les repas. Pour celui du soir, je recommande de le prendre avant 19 heures, car il contient du gingembre, qui pourrait nuire au sommeil – vous pouvez alors vous offrir un bon bain de pied au gingembre juste avant d'aller au lit, comme vu ci-dessus.

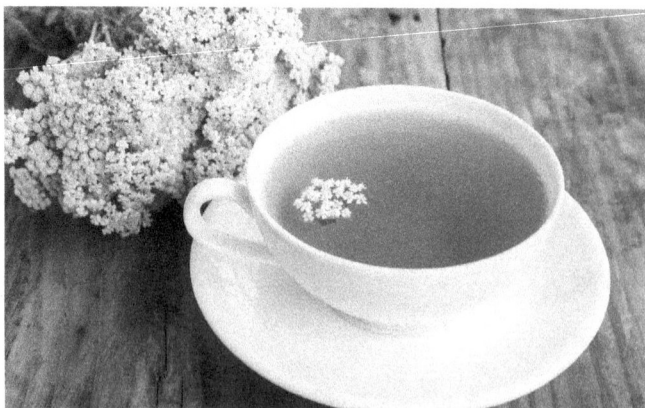

元胡 (Yuan Hu)

Nature : tiède.

Méridiens : le cœur, la rate, le foie et les poumons.

Propriétés principales : c'est une herbe merveilleuse pour favoriser la circulation sanguine, dissoudre les stases sanguines, stimuler la circulation du Qi et soulager la douleur. Dans son livre *Ben Cao Gang Mu* (本草綱目) écrit au XVIe siècle, Li Shizhen (李时珍) résume ainsi ses quatre principaux effets bénéfiques :

– activer la circulation sanguine ;

– favoriser la circulation du Qi ;

– soulager les douleurs ;

– faciliter l'évacuation des blocages dans le sang.

Il est déconseillé aux femmes enceintes et aux personnes en carence d'énergie Yin.

Infusion de Yuan Hu de la famille Cai (蔡氏元胡饮)

Elle est idéale pour chasser la douleur. Voici les ingrédients : 10 g de Yuan Hu en tranche, 2 g de fleur de rose séchée (antidouleur, anticoagulant, aide à la circulation du sang), 2 g de fleur de jasmin séchée (nature tiède, échauffe l'estomac et la rate, stoppe la douleur), 2 g de fleur d'osmanthus séchée (nature tiède, antidouleur).

Infusez ces ingrédients dans de l'eau bouillante, buvez dès l'arrivée des douleurs menstruelles, y compris en cas de migraine, douleurs articulaires et, de manière générale, pour tout type de douleur corporelle.

Par ailleurs, il y a un produit de luxe devenu rare en Chine, mais que l'on trouve plus facilement en France, une plante favorable pour les femmes, en particulier pour celles ayant des douleurs menstruelles : il s'agit du safran.

Le safran (藏红花 Zang Hong Hua)

Nature : médium.
Méridiens : le cœur et le foie.
Dans le livre *Ben Cao Gang Mu* (本草纲目), les propriétés du safran sont décrites ainsi :
– fortifie l'énergie du cœur ;
– favorise l'énergie de la circulation du sang ;
– améliore la stagnation et la coagulation du sang ;
– régule la période menstruelle et soulage les douleurs menstruelles ;
– embellissement et antivieillissement ;
– réduit le stress et améliore l'état de dépression ;

– diminue l'eczéma :
– augmente le métabolisme :
– calme les palpitations ;
– effet anti-inflammatoire et analgésique.

Contre-indications

Ne pas en consommer en excès, pour ne pas perturber l'équilibre hormonal. Interdit aux femmes enceintes.

Infusion au safran

Faire infuser au maximum sept tiges de safran et ne pas dépasser deux infusions par jour.

Ne pas consommer si les règles sont abondantes.

Il est conseillé d'en boire pendant une semaine, puis d'arrêter une semaine pour reprendre à nouveau.

Le safran est comme tant d'autres plantes, avec ses propriétés spécifiques, c'est-à-dire qu'il porte ses bienfaits à certains organes, mais une consommation excessive peut nuire à l'équilibre du corps, car la relation d'entre les organes est complémentaire mais aussi opposée. Par exemple, pour la médecine traditionnelle chinoise, la relation entre le cœur et les reins, c'est le feu et l'eau : quand le feu du cœur est surélevé, l'eau des reins diminue, ce qui n'est pas souhaitable.

Moxibustion et acupuncture

L'automédication ne comprend pas que l'absorption de décoctions, mais aussi les points d'acupuncture : vous ne devez pas pratiquer l'acupuncture (y compris l'acupression et la digipuncture), les ventouses et la moxibustion sur un point sans connaître leurs effets. Sinon, vous risquez de mettre en danger votre santé. En revanche, vous pouvez pratiquer la moxibustion sur les points indiqués ci-dessous et dans les conditions précisées.

La moxibustion
Selon la médecine traditionnelle chinoise, elle se classe parmi les meilleures méthodes, voire la meilleure, pour prévenir et traiter les maladies. D'ailleurs, la bible de la MTC dit de l'utiliser si l'on n'arrive pas à soigner avec la pharmacopée ou l'acupuncture. De plus, comme beaucoup de plantes peuvent produire des effets secondaires, il est recommandé d'appliquer ensuite la moxibustion, afin de réparer les organes affectés, ainsi qu'après l'utilisation des ventouses, dans le but de recharger l'énergie. En matière de problèmes et de douleurs liés au cycle féminin, ce savoir millénaire est particulièrement efficace.

1. Trois formes
de bâtons
de moxa

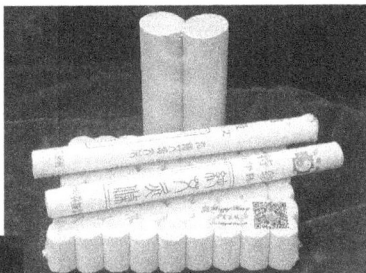

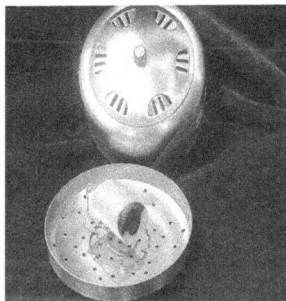

2. Le bâton de
moxa commence
à brûler dans la
boîte, avant qu'elle
soit refermée.

3. Elle est ensuite
mise dans son étui
en tissu,
qui sera posé
sur la peau.

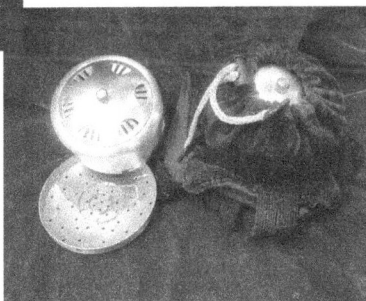

Autre pratique
de la moxibustion,
sans boîte

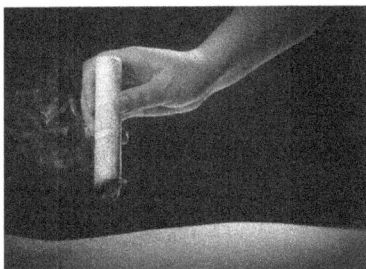

Les points en cas de cycle douloureux

Sont normalement recommandés : Guan Yuan 关元 (Ren4 ou VC4) ; Qi Hai 气海 (Ren6 ou VC6) ; Zu San Li 足三里 (E36) ; San Yin Jiao 三阴交 (Rt6) ; Tai Chong 太冲 (F3). J'ai employé le mot « normalement », car je me souviens que ma grand-mère a souvent utilisé d'autres points tels que Zi Gong 子宫 (EM19), Ba Liao 八髎 (V31 à V34), Nei Guan 内关 (PC6 ou MC6).

En moyenne, prévoir de rester dix minutes sur chaque point ; il est possible de tous les faire, mais ce n'est pas forcément nécessaire. En choisir un par zone, par exemple Guan Yuan 关元 (Ren4 ou VC4) et Qi Hai 气海 (Ren6 ou VC6), ou San Yin Jiao 三阴交 (Rt6) et Tai Chong 太冲 (F3), donneront le même résultat sur les douleurs et l'endométriose, entre autres maux et maladies. Cela s'explique notamment par le fait que la moxibustion, à la différence de l'acupuncture, traite une zone et pas seulement un point.

Lorsque vous pratiquez sur au moins deux points consécutivement, respectez l'ordre général recommandé : 1. partir du point le plus haut et descendre, 2. pratiquer de gauche vers la droite, 3. du dos vers le ventre, 4. de l'extérieur vers l'intérieur. En effet, il faut toujours commencer par le côté Yang (haut / gauche) vers le Yin (bas / droite), pour suivre le sens de circulation de l'énergie. Le contraire risque de provoquer désordre et dysfonctionnement, dont de la nervosité... Si vous avez acquis un appareil de moxibustion avec trois boîtes, vous pouvez traiter trois points en même temps. À défaut, respectez l'ordre indiqué.

Il n'est pas nécessaire d'attendre ou de faire une pause entre deux points.

Buvez de l'eau tiède avant, afin de faciliter les déblocages dans la circulation de l'énergie et augmenter son efficacité, ainsi qu'après, pour aider à l'évacuation des blocages (humidité, déchets, froid...).

Le soir, il est recommandé de terminer la séance sur le point Yong Quan 涌泉 (R1), afin de réduire la nervosité qui nuirait au sommeil créée par la moxibustion, surtout si ce sont les points hauts du corps qui ont été traités.

En cas grave, on ajoute le point Pi Gen 痞根 (EM25), qui est issu des points d'acupuncture extra-mérldien (cf. ci-dessous), qui a pour effet de renforcer l'énergie de la rate et de l'estomac, de réguler le Qi et de soulager la douleur, de favoriser le Qi et la circulation sanguine, d'adoucir et d'éliminer les blocages de la circulation. La moxibustion sur ce point peut traiter les symptômes tels que le blocage abdominal, les coliques, la toux, la gastrite, la dilatation gastrique, la tension musculaire lombaire, la lombalgie, etc. Souvent, les résultats sont impressionnants (j'ai appliqué cette méthode sur mes patients, elle est particulièrement efficace).

Remarque

Il existe les points classiques sur les méridiens, mais également ceux que l'on nomme « point extraméridien » 经外奇穴, auxquels il faut ajouter ceux développés par des médecins traditionnels poursuivant les recherches, car la médecine traditionnelle n'est pas un art figé. Ainsi, c'était le cas de mon grand-père, qui nous a transmis un savoir précieux, avec une centaine de points dont il a identifié les propriétés.

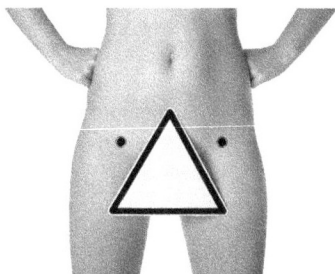

Zi Gong 子宫 (EM19)

Deux points d'acupuncture fantastiques
pour chasser les douleurs

He Gu 合谷穴 **(GI4)**, dont les (innombrables) propriétés sont principalement les suivantes :

1) Point majeur contre la douleur : c'est un point énergétique connu en tant que « comprimé analgésique corporel », convenant à presque tous les types de douleur, dont celles liées au cycle menstruel. On peut stimuler ce point par moxibustion ou en appuyant avec le pouce.

2) Remède contre les problèmes ORL : toutes les affections de la tête et du visage, telles que maux de tête, douleurs dentaires, fièvre, sécheresse buccale, saignements de nez, douleurs cervicales, maux de gorge, etc., peuvent être soulagés et traités en stimulant le point He Gu, du côté opposé ou des deux côtés.

3) Puissant remède pour les intestins et l'estomac.

4) Remède fortifiant et fébrifuge pour les poumons : masser le point He Gu permet d'augmenter les circulations du Qi et du sang, en favorisant la montée en puissance de l'énergie Yang, en soutenant l'énergie positive et éliminant les facteurs pathogènes, ce qui, ainsi, renforce l'immunité du corps.

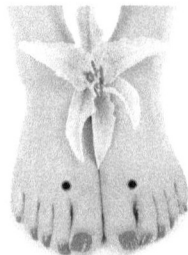

Tai Chong 太冲穴 **(F3)** est un point important du méridien du foie et donc présente des propriétés antidouleurs spécifiques au cycle menstruel, car elles sont souvent liées au blocage de la circulation de ce méridien.

Tai Chong possède les effets suivants : il favorise la circulation de l'énergie du foie, atténue la douleur, enlève la nervosité, élimine l'humidité du foie et l'apaise. Il a aussi un rôle d'appoint dans le traitement de l'hypertension, de la hernie, de l'épilepsie, de l'AVC, des troubles de la vision, de l'hépatite, de la colite, de la mastite, des infections des voies urinaires, etc.

Le massage de ce point peut également soulager les symptômes tels que les vertiges, les maux de tête, l'insomnie, les douleurs lombaires, les **irrégularités menstruelles**, **les règles douloureuses**, **l'aménorrhée**, les vertiges, les acouphènes, l'amertume buccale, la jaunisse, les ballonnements abdominaux, les douleurs articulaires, les spasmes des membres inférieurs, la perte de conscience, les yeux rouges irrités, les maux de gorge, l'obstruction de la gorge, etc.

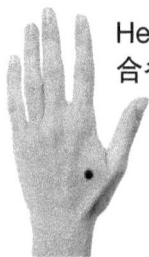

He Gu
合谷 (GI4)

Tai Chong
太冲穴 (F3)

Deux points d'acupuncture fantastiques
pour réparer

Ces deux points peuvent être utilisés pendant le cycle, car ils sont éloignés de la zone du ventre. Souvent, les spécialistes les emploient pour poser les ventouses, mais nous resterons sur la moxibustion.

De même que ci-dessus, un seul peut être utilisé à la fois, mais on peut aussi pratiquer dix minutes de moxibustion sur chaque, sans oublier la digipuncture (appuyer environ deux minutes sur chaque point en commençant par le plus haut, à savoir Ge Shu 膈俞 V17).

Ge Shu 膈俞 **V17** : c'est le point qui gouverne le sang, donc pour toutes les maladies et douleurs sanguines, nous cherchons à traiter ce point en priorité. Il contribue, notamment, à rétablir la circulation et l'énergie du sang, ce qui permet d'évacuer les blocages et les caillots. Il peut aussi s'avérer efficace contre les douleurs aux seins, les nausées, les problèmes de respiration...

Gan Shu 肝俞 **18V** : situé sur le méridien de la vessie, il est en relation avec tous les organes. Grâce à sa relation directe avec le foie, qui purifie le sang, donc concerne le cycle menstruel, il contribue à réparer les blocages dans l'utérus et à évacuer les caillots, il établit de meilleures conditions de circulation du sang dans l'utérus, il peut aussi chasser le stress, l'angoisse…

Je l'utilise aussi dans pratiquement tous les cas d'endométriose, avec des résultats satisfaisants.

Points Shu du dos 背俞穴

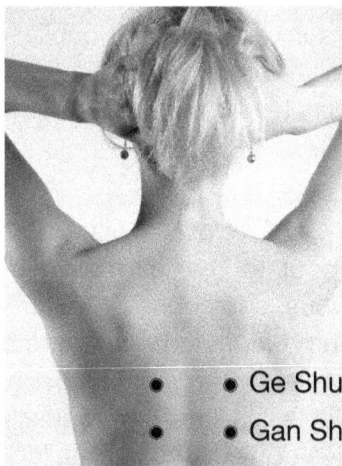

Ge Shu 膈俞 (V17)
Gan Shu 肝俞 (V18)

Recommandations spécifiques

Pendant la période menstruelle, il y a certains gestes et habitudes que les femmes devraient éviter ou faire avec précaution, afin de maintenir leur santé et leur confort. Voici quelques exemples.

1. Porter des vêtements serrés, notamment les gaines, peut provoquer de l'inconfort, principalement pour les raisons suivantes :

a) Inconfort : les vêtements serrés peuvent exercer une pression supplémentaire sur l'abdomen, ce qui augmente l'inconfort des crampes menstruelles. Pendant leur cycle, il arrive que les femmes connaissent des contractions utérines, et le port de vêtements serrés peut aggraver les douleurs.

b) Obstruction de la circulation sanguine : le port de vêtements serrés peut restreindre la circulation sanguine, en particulier dans la région de l'abdomen et du pelvis. Cela peut entraîner une rétention sanguine dans la région utérine, en augmentant ainsi l'inconfort menstruel et le risque de fuites menstruelles dues à une concentration accrue du flux sanguin.

c) Problèmes cutanés : les vêtements moulants peuvent provoquer des frottements sur la peau, ce qui peut entraîner des problèmes cutanés tels que des démangeaisons, des rougeurs ou des éruptions cutanées, en particulier sur la peau sensible pendant la menstruation.

Il est donc recommandé aux femmes de choisir des vêtements confortables et amples pendant cette période pour aider à atténuer l'inconfort menstruel. D'ailleurs, je le conseille à toutes les femmes également hors cycle, car ce genre de vêtement non seulement peut nuire à la beauté, mais, surtout, augmente les risques de cellulite et de peau d'orange... Compresser les zones de l'estomac et de la rate génère également des symptômes tels que rétention d'eau, ballonnements, constipation, indigestion...

Serrer la partie autour de l'utérus provoque le blocage de la circulation sanguine et la stagnation de la circulation du Qi, ce qui crée des douleurs locales, des douleurs menstruelles, et augmente le risque de l'endométriose.

Mes Chères Lectrices, sachez que je n'ai jamais vu une femme réussir à trouver une belle silhouette après avoir porté des vêtements serrés pendant des années. La meilleure solution est de laisser votre corps respirer, de bien traiter vos organes, et de pratiquer les mouvements sportifs favorisant la circulation de l'énergie du sang et du Qi.

2. Suivre un régime

Toutes les femmes sur cette planète cherchant la recette magique pour obtenir une taille de guêpe sont prêtes à tout pour perdre du poids, même pendant cette période. Or, faire un régime durant le cycle n'est pas conseillé, car le corps subit une série de changements physiologiques nécessitant une attention et des soins supplémentaires. Voici quelques points importants concernant la perte de poids pendant la période menstruelle :

a) Changements physiologiques : les niveaux d'hormones subissent des variations, ce qui peut entraîner des fluctuations émotionnelles, de l'inconfort abdominal et de la fatigue, entre autres symptômes. Par conséquent, ne pas mettre trop l'accent sur la perte de poids, mais plutôt sur la santé et le confort corporel.

b) Nutrition : le corps a alors besoin de nutriments supplémentaires pour faire face aux changements physiologiques et à la perte de sang. Il ne faut donc pas essayer de restreindre sévèrement l'apport alimentaire ou adopter des méthodes de perte de poids extrêmes, au risque d'affecter la santé.

c) Méthodes de perte de poids inappropriées : elle est souvent associée à des régimes alimentaires extrêmes et à une activité physique excessive, ce qui peut nuire à la santé, en entraînant des problèmes tels qu'irrégularités menstruelles, anémie et troubles alimentaires.

d) Si vous avez besoin de perdre du poids, il est préférable d'opter pour une méthode saine et durable, telle qu'une alimentation équilibrée et une quantité modérée d'exercice.

3. Rapports sexuels : pendant la période menstruelle, ils peuvent augmenter le risque d'infection et d'inconfort.

4. Dispositif contraceptif interne : si vous utilisez un dispositif contraceptif intra-utérin (DIU), il est préférable de le faire poser ou remplacer après la fin de la période menstruelle pour réduire le risque d'infection.

5. La natation : bien que les produits d'hygiène féminine (comme les serviettes hygiéniques ou les tampons) puissent réduire les inconvénients de la natation, les produits chimiques de la piscine peuvent causer de l'inconfort.

6. Utilisation prolongée de tampons : pour éviter le risque de prolifération bactérienne et d'infection, ils doivent être changés régulièrement, toutes les quatre à huit heures.

7. Exercice physique intense : bien que des exercices légers puissent soulager l'inconfort menstruel,

un exercice physique intense peut aggraver les symptômes et entraîner des saignements excessifs.

La pratique d'une activité sportive pendant la période menstruelle est possible, mais cela dépend de la condition physique personnelle et du niveau de confort. Certaines femmes peuvent se sentir faibles, fatiguées ou éprouver des symptômes tels que des douleurs menstruelles, ce qui peut les rendre réticentes à faire de l'exercice intense. Cependant, d'autres femmes peuvent ne pas être trop affectées par ces symptômes et continuer à s'entraîner.

Voici quelques conseils à prendre en compte pour la pratique d'une activité sportive pendant la période menstruelle :

– exercices à faible intensité : optez pour la marche, le yoga, des étirements légers ou la natation (avec la réserve évoquée ci-dessus). Ces activités peuvent contribuer à soulager l'inconfort menstruel sans mettre trop de pression sur le corps– ;

– écoutez votre corps : il est essentiel d'écouter votre propre corps. Si vous vous sentez très fatiguée ou mal à l'aise pendant vos règles, il est préférable de réduire temporairement ou de cesser les activités sportives, intensives ou non, pour permettre à votre corps de se reposer et de récupérer ;

– hygiène appropriée : utilisez des produits d'hygiène appropriés tels que des tampons ou des serviettes hygiéniques pour maintenir la propreté et la sécheresse, afin d'éviter tout inconfort lié à l'exercice ;

– tenue vestimentaire adaptée : comme indiqué ci-dessus de façon générale, portez des vêtements de sport confortables « qui respirent », en évitant les vêtements trop serrés.

L'essentiel est d'écouter votre corps, car l'expérience de la période menstruelle varie d'une femme à l'autre. À vous de décider si vous pratiquez une activité sportive pendant vos règles, en fonction de vos sensations personnelles et de vos besoins. Si vous ressentez des doutes, il est recommandé de consulter un médecin ou un professionnel de la santé, qui pourra vous donner des conseils et des orientations spécifiques.

Du côté de l'alimentation

1. Aliments trop salés : ils peuvent provoquer de la rétention d'eau et aggraver l'inconfort menstruel. Il est préférable de choisir une alimentation saine, comprenant des fruits et des légumes de nature médium ou tiède, ainsi que des fibres, sans trop saler.

2. Il est déconseillé de boire de l'alcool, dont bière, vin rouge ou blanc, et champagne, pendant la période menstruelle, principalement en raison des effets néfastes qu'il peut avoir sur le syndrome prémenstruel (SPM) et la santé physique et émotionnelle. Voici quelques raisons pour lesquelles il est recommandé de ne pas en boire pendant la période menstruelle :

– augmentation de la douleur : l'alcool est un dépresseur du système nerveux pouvant aggraver les douleurs menstruelles et les crampes. Pendant une période déjà inconfortable par nature, la consommation d'alcool peut intensifier ces symptômes ;

– variations émotionnelles : les hormones subissent de telles variations que cela peut entraîner des fluctuations et une instabilité émotionnelles. La consommation d'alcool peut les aggraver et augmenter l'inconfort ;

– perturbations du cycle menstruel : l'alcool peut perturber le cycle menstruel des femmes, ce qui peut entraîner des menstruations irrégulières ou plus sévères ;

– déshydratation : il a des propriétés diurétiques à même de provoquer la déshydratation. Les femmes y sont souvent plus sujettes pendant la période menstruelle, ce qui peut être exacerbé par la consommation d'alcool ;

– plus d'infections : il peut affaiblir le système immunitaire, ce qui augmente le risque d'infections, particulièrement en période menstruelle.

Bien qu'un verre de vin pendant la période menstruelle puisse ne pas nécessairement causer des problèmes à toutes les femmes, il est néanmoins recommandé de limiter la consommation d'alcool, particulièrement pendant cette période.

3. Dans la médecine traditionnelle chinoise, il est recommandé d'éviter de consommer trop d'aliments froids et frais pendant la période menstruelle, car ils peuvent créer un excès de froid dans le corps, ce qui peut affecter la circulation sanguine de l'utérus et augmenter le risque de douleurs menstruelles et de crampes. Cette recommandation repose sur la théorie traditionnelle chinoise de l'équilibre entre le Yin et le Yang. Il est donc suggéré d'éviter ou de réduire la consommation des aliments frais suivants pendant la menstruation (cf. liste ci-dessous) :

– les boissons froides, comme l'eau glacée ou les boissons réfrigérantes, pour ne pas perturber l'équilibre de la température corporelle ;

– les fruits à nature froide, tels que la poire et la pastèque, devraient être consommés avec modération, voire supprimés, pendant la menstruation pour éviter un refroidissement excessif ;

– certaines herbes et plantes médicinales à nature froide, car elles peuvent accentuer la sensation de froid…

Que l'on souffre de douleurs menstruelles et/ou d'endométriose, ce point est donc très important : il ne faut pas consommer d'aliments froids, de boissons fraîches, de glace, surtout au moment des règles. De plus, cela fatigue les organes chargés de maintenir la température du corps. Il faut également bien se couvrir le ventre et le dos, car le vent ou le froid est une énergie perverse, c'est-à-dire une cause externe de maladie, qui pourra entrer par les pores de la peau et alourdir les symptômes. Pendant cette courte période, tout ce qui est froid est à proscrire, dont les douches ou sortir les cheveux mouillés par temps froid, afin de ne pas ralentir la circulation du sang et générer blocages et douleurs. Ainsi que je l'ai déjà indiqué, il est préférable de boire de l'eau tiède, et, lors des douleurs, il est recommandé d'ajouter une cuillère à soupe de sucre roux corsé, car il aide à la circulation du sang et du

Qi. Pour plus d'efficacité encore, pourquoi ne pas boire une tasse d'infusion de gingembre ?

Il est important de noter que ces recommandations sont basées sur des concepts traditionnels de la médecine chinoise, et les réactions aux aliments chauds et froids peuvent varier d'une personne à l'autre. Il est donc essentiel d'écouter les signaux de votre corps et d'ajuster votre alimentation en fonction de vos besoins et de vos sensations personnelles. Si vous avez des préoccupations concernant votre alimentation pendant votre cycle, il est conseillé de consulter un praticien de médecine chinoise ou un professionnel de la santé.

Par ailleurs, il est important de maintenir une alimentation équilibrée et de rester bien hydratée.

4. Les cacahuètes : l'une des propriétés de la peau de cacahuète est de stopper le saignement, ce qui provoque une stagnation de la circulation du sang durant cette période. A contrario, il est conseillé d'en consommer en cas de saignement abondant.

5. Thé vert : pendant la période menstruelle, les femmes perdent beaucoup de fer alors qu'elles doivent en consommer davantage. Or, ce thé contient plus de 30 % d'acide tannique, qui a tendance à se lier aux ions de fer dans les intestins, ce qui entrave l'absorption du fer par la muqueuse intestinale. De plus, il peut provoquer des douleurs mammaires et épuiser davantage les réserves de

vitamine B dans le corps, ce qui perturbe le métabolisme des glucides, en affaiblissant l'énergie du sang. De même, les autres catégories de thé (rouge, noir, blanc) sont à consommer avec modération pendant cette période, car, en résumé, la théine augmente le stress, avec des conséquences sur la douleur.

6. Boissons contenant de la caféine : elles peuvent provoquer des douleurs mammaires, de l'anxiété, de l'irritabilité et des sautes d'humeur. De plus, elles épuisent davantage les réserves de vitamine B dans le corps, ce qui perturbe le métabolisme des glucides, donc affaiblit l'énergie du sang, comme pour le point précédent.

7. Sodas : de nombreuses femmes aimant les boissons gazeuses se sentent fatiguées et apathiques pendant leurs règles, ce qui est un signe de carence en fer. En effet, la plupart des sodas contiennent du phosphate, qui réagit chimiquement avec le fer dans le corps, rendant l'absorption du fer plus difficile. De plus, la consommation excessive de sodas neutralise l'acide gastrique dans l'estomac, réduisant la capacité digestive et antibactérienne de l'estomac, ce qui peut affecter l'appétit.

8. Poivre du Sichuan, piment, poivre : pendant la période menstruelle, il est recommandé de consommer des aliments légers, de nature médium ou

tiède, riches en nutriments, et d'éviter les aliments épicés et stimulants, afin de ne pas provoquer de menstruations précoces ou excessives.

9. Crabes et crustacés : pendant cette période féminine, il est préférable d'éviter les aliments de nature froide comme le crabe et certains crustacés, en particulier pour les personnes souffrant de règles douloureuses.

10. Kaki : ces fruits contiennent de l'acide tannique, qui a tendance à se lier au fer et à entraver l'absorption du fer provenant des aliments. Comme les femmes perdent beaucoup de sang pendant leurs règles et ont besoin de fer, il est préférable d'éviter d'en manger pendant cette période.

11. Chocolat : il est préférable de ne pas en consommer pendant la période menstruelle, car il contient de la caféine, ce qui peut entraîner une excitation du système nerveux et perturber le sommeil. Certaines femmes peuvent éprouver de l'irritabilité, des problèmes de sommeil ou de l'insomnie pendant leurs règles, et la consommation de chocolat peut aggraver ces symptômes. De plus, le chocolat peut perturber le système endocrinien, en entraînant des modifications du débit menstruel, potentiellement prolonger la durée des menstruations et aggraver les douleurs menstruelles.

En revanche il est conseillé d'en consommer un peu une semaine avant l'arrivée du cycle, car il peut avoir un effet relaxant et soulager les symptômes du syndrome prémenstruel (SPM), tels que le stress ou l'irritabilité. De plus, le chocolat contient du fer, ce qui peut aider à améliorer les niveaux de fer dans le corps, surtout si une femme souffre de carence en fer pendant ses règles.

12. Tandis que certaines femmes perdent l'appétit pendant la période menstruelle, d'autres peuvent ressentir un désir de suralimentation excessive. Voici pourquoi il est conseillé de ne pas y succomber : augmentation de l'inconfort, du fait qu'une alimentation excessive peut entraîner l'augmentation de la chaleur interne du corps, donc aggraver les symptômes menstruels tels que douleurs, ballonnements abdominaux et fluctuations émotionnelles. Forcer sur la suralimentation peut aussi entraîner malaises et problèmes de digestion, et provoquer un déséquilibre alimentaire préjudiciable.

En résumé, il est préférable de ne pas abuser de la nourriture pendant la période menstruelle, mais il est également important de ne pas négliger son alimentation. La meilleure approche consiste à adopter une alimentation équilibrée et à ajuster en fonction de ses besoins et de son expérience personnelle.

Si vous rencontrez des problèmes de santé particuliers pendant la période menstruelle, il est recommandé de consulter un médecin pour obtenir des conseils et vous assurer de votre santé et de votre confort. Il en est de même si vous envisagez de prendre des médicaments pendant cette période, car il peut y avoir des interactions médicamenteuses, ce qui affecterait éventuellement leur efficacité.

13. N'essayez pas d'ignorer la douleur, notamment si vous souffrez régulièrement, ce n'est pas un état normal. Alors suivez les recettes de ce livre, prenez une bonne tasse d'eau chaude avec du sucre de canne corsé, de l'infusion de la famille Cai, pratiquez la moxibustion, si besoin allongez-vous, couvrez chaudement votre vente, écoutez de la musique...

Respirer

Je partage ici une méthode de respiration pour se détendre et apaiser les douleurs, un entraînement spécifique de ma famille de médecins (la pratique de la respiration sert à stimuler l'énergie) :

– fermez les yeux ;

– détendez-vous ;

– inspirez par le nez ;

– expirez par la bouche.

Chaque inspiration ou expiration dure environ quatre secondes et se fait de manière légère. À chaque fois que vous inspirez, visualisez que vous inspirez de l'énergie de couleur dorée en lumière douce, sentez cette énergie entrer par la voie respiratoire, la voie pulmonaire, traversez les poumons, le cœur, l'estomac, la rate, le foie, la vésicule biliaire, le pancréas, les intestins, les reins, l'utérus, et stockez-la en bas du nombril. Concentrez-vous sur cette zone.

À chaque fois que vous expirez, videz les douleurs, ainsi que les énergies négatives (de couleur grise ou noire, sombre) du corps par voie expiratoire.

À savoir

En synthèse, voici ce qu'il faut retenir comme aliments à consommer ou non en période de cycle. C'est, d'ailleurs, un point essentiel que je partage avec mes patientes lors des consultations.

Fruits conseillés

Ananas, cassis, cerise, clémentine, figue, fraise, framboise, grenadine, groseille rouge, myrtille, pomme rouge, prune (rouge ou jaune), raisin rouge et noir...[10]

Légumes, plantes aromatiques et racines

Ail, basilic, brocoli, carotte, champignons noirs, champignons parfumés, chou rouge, chou de Shanghai, chou kai lan (芥兰菜, brocoli chinois), choux de Bruxelles, chou-fleur, ciboulette, coriandre, échalote, épinards, fleur de lys séchée, gingembre, haricot rouge, igname, lentilles, manioc, navet, oignon, olive, patate douce, petits pois, poireau, potiron, radis, radis noir, sésame, taro, tomate...

---

10. Il est toutefois recommandé de consommer des fruits et légumes de saison, car ce qui vient de loin n'a souvent pas eu le temps de mûrir sur pied, donc peut générer des effets négatifs. Il vaut donc mieux attendre l'été, par exemple, pour avoir des envies de fraises ou de tomates.

Autres produits conseillés
Agneau, bœuf, canard, coquilles Saint-Jacques, espadon, lapin, maïs, moules, poulpe, seiche, sole, thon, tilapia, veau…

Voici maintenant les aliments qu'il est préférable d'éviter.

Fruits déconseillés
Baie de goji, châtaigne, citron, date rouge (jujube), durian, kaki, kiwi, longane, litchi, mangue, melon, noix, noix de cajou, orange, pamplemousse, pastèque, pêche, poire…

Légumes déconseillés
Chou blanc, soja, concombre, aubergine, poivron, endive, pissenlit, céleri, laitue, basilic d'origine chinoise ou thaïe…

Autres produits déconseillés
Aloe vera, huîtres, crustacés, crabe, vin (tous), alcool, bière, glace, thé (vert), sodas, eau fraîche, lait froid, millet, yaourt, chocolat, cacao, vinaigre…

Remarque 1

Certains aliments ne sont ni conseillés, ni décon-seillés : abricot, amande, avocat, banane, beurre, charcuterie (pas trop salée), courgette, fromage, ha-ricot vert, noisette, pain, pâtes, persil, pomme de terre, poulet, raisins secs, riz, sardines, tofu …

Remarque 2

Même s'il est recommandé pendant le cycle de consommer plutôt des aliments de nature tiède / médium, certains sont interdits, car ils peuvent ra-lentir, voire stopper, les saignements, avec toutes les complications que cela entraînerait. C'est le cas des baies de goji, de la mangue, du litchi… Le ginseng est également à proscrire, car il est très énergétique et peut nourrir non seulement notre Qi et notre sang, mais aussi les énergies perverses et négatives.

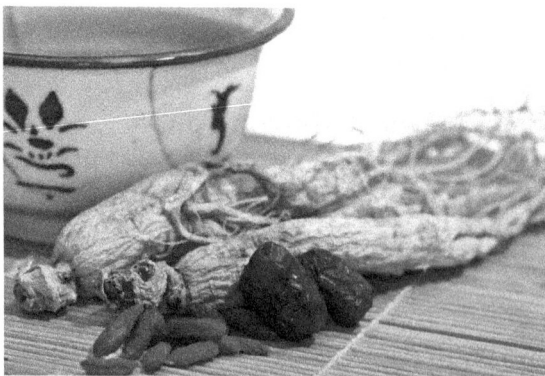

Conclusion

J'ai présenté dans ce livre les principales recettes et techniques à la disposition de chacune, mais il existe d'autres solutions, dont des compositions comme le Tao Hong Si Wu 桃红四物汤, le Ba Zhen Yi Mu 八珍益母汤, réservées aux spécialistes, qu'ils prescrivent selon l'état de santé des patientes. Ainsi, il y a encore d'autres options pour ne pas accepter la fatalité des règles douloureuses.

Certes, la voie de la médecine traditionnelle chinoise n'est pas la voie conventionnelle en France ou en Europe, même si elle prouve son efficacité depuis des millénaires en Chine et en Asie. Nous devons néanmoins continuer de nous concentrer sur l'aide à apporter aux patientes en apaisant leurs douleurs et en rééquilibrant leurs énergies. Ce faisant, nous montrons que la MTC a toute sa place dans notre société moderne, en complément de ce qui se pratique déjà.

À travers ce livre, je tiens à remercier toutes les personnes qui nous soutiennent et, surtout, un grand encouragement à tous les pratiquants de cette médecine ancestrale, dont je suis heureuse d'être un membre.

Je vous souhaite un prompt rétablissement et que les douleurs cessent définitivement.

Angelina Jingrui Cai

Table des matières

Table des points d'acupuncture

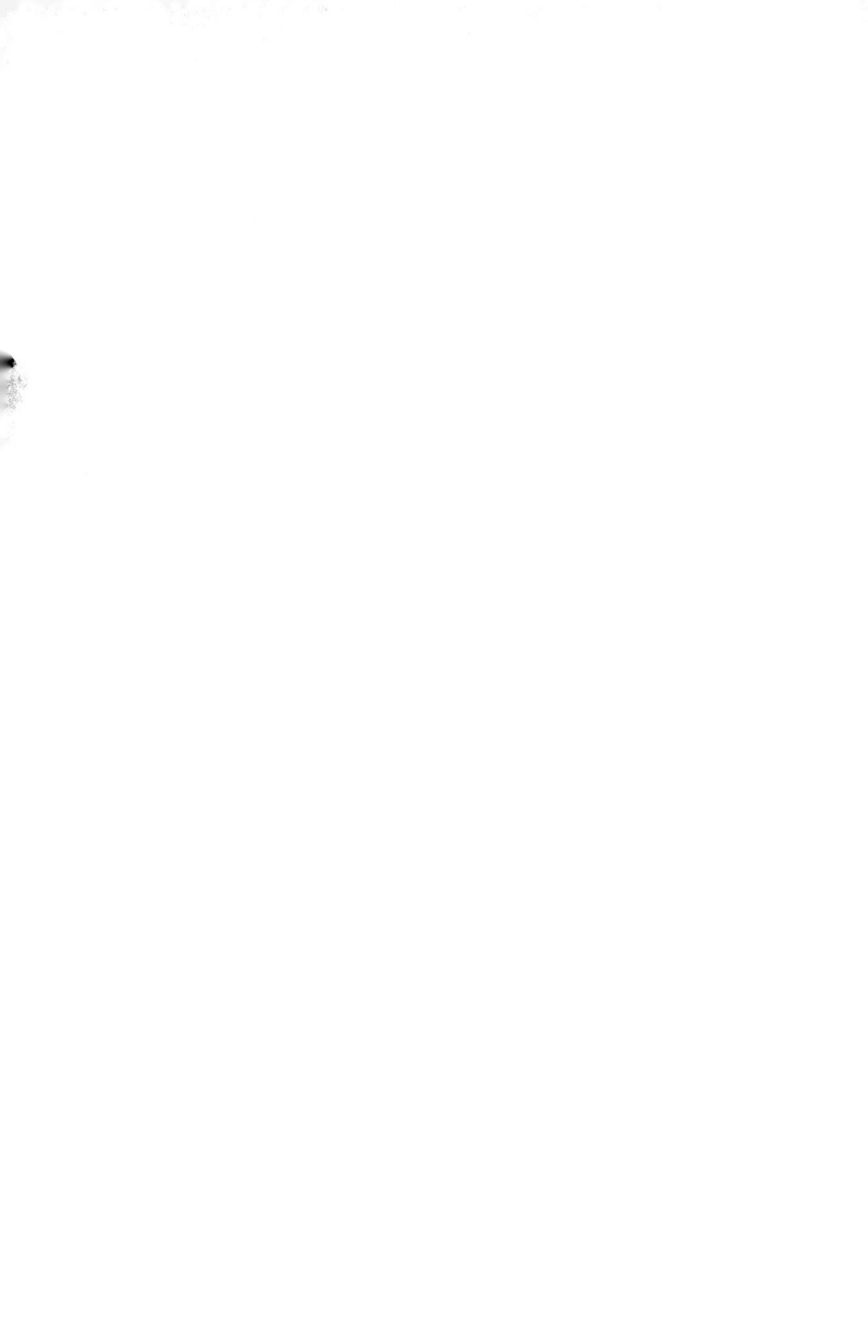